编　著　中国疾病预防控制中心
　　　　全民健康生活方式行动国家行动办公室

健康生活方式
核心信息

（2023 年）

主　编　赖建强

人民卫生出版社
·北　京·

图书在版编目（CIP）数据

健康生活方式核心信息. 2023 年 / 中国疾病预防控制中心，全民健康生活方式行动国家行动办公室编著. 北京：人民卫生出版社，2025. 1. -- ISBN 978-7-117-37471-2

Ⅰ. R163-49

中国国家版本馆 CIP 数据核字第 2025ZA3576 号

人卫智网	www.ipmph.com	医学教育、学术、考试、健康，购书智慧智能综合服务平台
人卫官网	www.pmph.com	人卫官方资讯发布平台

健康生活方式核心信息（2023 年）
Jiankang Shenghuo Fangshi Hexin Xinxi（2023 Nian）

编　　著：中国疾病预防控制中心
　　　　　全民健康生活方式行动国家行动办公室
出版发行：人民卫生出版社（中继线 010-59780011）
地　　址：北京市朝阳区潘家园南里 19 号
邮　　编：100021
E - mail：pmph @ pmph.com
购书热线：010-59787592　010-59787584　010-65264830
印　　刷：北京瑞禾彩色印刷有限公司
经　　销：新华书店
开　　本：889 × 1194　1/32　印张：3.5
字　　数：57 千字
版　　次：2025 年 1 月第 1 版
印　　次：2025 年 2 月第 1 次印刷
标准书号：ISBN 978-7-117-37471-2
定　　价：49.00 元

打击盗版举报电话：010-59787491　E-mail：WQ @ pmph.com
质量问题联系电话：010-59787234　E-mail：zhiliang @ pmph.com
数字融合服务电话：4001118166　E-mail：zengzhi @ pmph.com

编者（按姓氏汉语拼音排序）

毕　烨　中国疾病预防控制中心营养与健康所

陈　晨　中国疾病预防控制中心环境与健康相关产品安全所

陈晓荣　中国疾病预防控制中心慢性非传染性疾病预防控制中心

崔　伟　中华预防医学会健康传播分会

高　欣　中国疾病预防控制中心

赖建强　中国疾病预防控制中心

李　霜　中国疾病预防控制中心职业卫生与中毒控制所

任　军　中国疾病预防控制中心职业卫生与中毒控制所

石文惠　中国疾病预防控制中心环境与健康相关产品安全所

司　向　中国疾病预防控制中心

宋隽清　中国疾病预防控制中心

王静雷　中国疾病预防控制中心

杨一兵　中国疾病预防控制中心

杨振宇　中国疾病预防控制中心营养与健康所

于欣平　中国疾病预防控制中心

张　倩　中国疾病预防控制中心营养与健康所

张巧耘　江苏省疾病预防控制中心

张晓畅　中国疾病预防控制中心

赵芳红　北京市疾病预防控制中心

朱晓磊　中国疾病预防控制中心

　　1989年世界卫生组织（WHO）提出的生活方式是"以生活条件和个人行为模式的相互作用为基础，社会影响和个人特征为决定因素的一种生存方式"。健康的生活方式不仅有助于抵御传染性疾病，而且利于促进健康、提高生活品质，是预防和控制心脑血管病、恶性肿瘤、呼吸系统疾病、糖尿病等慢性非传染性疾病（以下简称"慢性病"）的根本途径。不健康的生活方式不仅会导致慢性病的发生，还会加剧慢性病患者的病情和影响治疗的效果，带来严重的危害。随着社会发展，健康生活方式的范畴和内涵不断演变。1992年WHO提出健康"四大基石"，即"合理膳食、适量运动、戒烟限酒、心理平衡"，被广泛接受为健康生活方式的主要内容。数十年来，随着研究不断深入，健康生活方式的内涵也不断得到更新和完善。保持心情愉快、规律作息和避免被动吸烟等内容也被认为是健康生活方式的内涵。此外，有学者认为健康生活方式应该涵盖学习、工作、睡眠、饮食等多个层面。全民健康生活方式行动国家行动办公室发布的《健康生活方式核心要点（2023）》为"生活方式"和"健康生活方式"赋予了新的涵义，即：生活方式是指所有与人类生存和发展密切相关的行为模式和习惯；健康生活方式是指个体或群体为实现全生命周期的最佳健康目标而采取的行为模式，具有明显的时代性、地域性和人群特征，主要包括合理饮食、规律运动、戒烟限酒、心理平衡、良好睡眠、积极社交、主动学习等。

随着人们健康需求及行为习惯变迁，健康生活方式的内涵以及相关理念不断完善和调整。21世纪初，我国慢性病和不良生活方式的问题开始显现，人群膳食结构和生活方式发生了转变，居民超重肥胖率上升趋势逐渐明显，与膳食不平衡和身体活动不足等生活方式密切相关的慢性疾病及其危险因素水平呈快速上升趋势，已成为威胁我国人民健康的突出问题。为了应对上述问题，并响应WHO"饮食、身体活动与健康全球策略"的目标要求，原卫生部疾病预防控制局、全国爱国卫生运动委员会办公室和中国疾病预防控制中心在2007年9月1日共同发起了以"和谐我生活，健康中国人"为主题的全民健康生活方式行动，推广"每日一万步、吃动两平衡、健康一辈子"，即"健康121"行动，提出了"吃动平衡"的健康理念，首先将倡导健康生活方式的重点和切入点放在了饮食和运动。2016 年，日益凸显的口腔疾病、骨质疏松、高油高盐摄入、含糖饮料摄入增加等问题受到公众广泛关注，加上居高不下的人群超重肥胖负担，全民健康生活方式行动的内涵得以完善，提出了"三减三健"（减盐、减油、减糖、健康口腔、健康体重、健康骨骼）的口号和理念，体现了健康生活方式内涵的时代性特征。同年，《"健康中国 2030"规划纲要》提出了要全方位、全周期维护和保障人民健康，并将健康生活方式的倡导对象扩展至覆盖全生命周期的人群。党的十九大报告明确提出了"倡导健康文明生活方式，预防控制重大疾病，提升全民健康素养，推动全民健身和全民健康深度融合"，将文明生活方式与健康生活方式相结合，这一提法丰富了健康生活方式的内涵，体现了其国家战略性的重要地位。中央文明办在 2021 年 2 月专门印发通知，提出要以文明实践、文明培育、文明创建为载体，着力培育文明健康、绿色环保的生活方式。

《中华人民共和国基本医疗卫生与健康促进法》第六十九条明确规定，"公民是自己健康的第一责任人"。每个人都是自己健康的第一责任人，对家庭和社会都负有健康责任。激发每一个人热爱健康、珍惜健康、追求健康的热情，养成符合自身和家庭特点的健康生活方式，需要全社会一起行动起来；健康中国，应该由每一个健康的中国人组成，每个人都养成健康的生活方式，才能提升社会的健康水平，才能支撑起朝气蓬勃的健康中国。

自 2007 年启动以来，全民健康生活方式行动围绕不同时期、不同人群的主要健康问题，以科学的态度和精神，持续更新核心信息和相关知识要点，提供科学权威的健康生活方式知识，促进公众健康意识和行为水平提升，助力公众积极践行健康第一责任人理念，营造促进健康生活方式舆论环境。首版健康生活方式核心信息于 2011 年由全民健康生活方式国家行动办公室组织专业人员编制成书两册，内容涵盖合理饮食、适量运动、戒烟限酒、疫苗接种、日常卫生、合理用药、慢性病防制、传染病防制、伤害预防、口腔健康、心理健康的核心知识及科学依据。"三减三健"健康理念于 2016 年提出后，国家行动办并行编制了减盐、减油、减糖、健康口腔、健康体重、健康骨骼六个方面的宣传核心信息共计 60 条，并集结成册。2019、2020和 2022 年，先后更新发布了减盐、减油和"三减三健"宣传核心信息。2023 年，为加强基层慢性病防治和管理能力，提高公众健康素养和幸福感，全民健康生活方式行动国家行动办公室根据健康生活方式、生命早期营养与慢病防控的相关理论，结合我国不同人群当前存在的健康问题，组织专家从倡导文明健康生活方式的角度，制定发布针对孕妇、乳母、婴幼儿、儿童青少年、职业人群及老年人的健康生活方式核心要点，受到公众、媒体和专业机构的广泛关注和重视。

本书结合不同人群特点和健康需求，从制定条目的科学依据及相关健康行为等角度对发布的健康生活方式核心要点进行专业解读，并对既往健康生活方式相关核心信息进行了延续和补充完善，以期为不同人群践行健康生活方式给出精细化、精准化指导，也可为健康科普及教育工作者开展健康宣教活动提供实用参考。核心信息形成的过程得到赵文华、王临虹、张坚、王志会、王梅、星一等专家的悉心指导，鉴于编者水平所限，本书难免存在不妥之处，敬请批评指正。

编者

2024 年 10 月

目 录

一、孕妇

二、乳母

三、婴幼儿

四、儿童青少年

五、职业人群

六、老年人

一、孕妇

妊娠期是生命早期 1 000 天机遇窗口的第一个阶段，全过程平均约 38 周，是胚胎和胎儿在母体内生长发育的时期。为了完成妊娠过程，孕期妇女的生理及代谢状态发生了较大适应性改变，总体营养需求增加，以满足孕期女性生殖器官变化和胎儿的生长发育，并为产后泌乳储备营养。随着经济发展和生活方式的改变，孕期女性存在身体活动不足、能量过剩和体重增长过多的现象，铁、叶酸、维生素 D 等微量营养素缺乏在部分人群中依然存在，孕妇膳食质量有待改善，孕期血糖控制成为临床突出问题。孕产妇保健与健康管理意识薄弱等问题都会影响母婴双方近期和远期健康。

孕育生命是一个奇妙的过程，应以积极的心态适应孕期的生理变化，由多种多样的食物构成平衡膳食，使孕期妇女获得均衡营养，孕期女性还应主动学习相关知识，结合适宜的身体活动和健康的生活方式，保证母婴良好的营养状况和近、远期身心健康。

食物多样，总量控制，践行"三减"，适当补充叶酸、铁等微量营养素

科学依据

我国孕妇不吃或不常吃杂粮的比例较高（52.8%），摄入油炸食品比例较高（62.3%），孕妇膳食结构有从高碳水化合物膳食转变为高脂肪膳食的趋势，奶类、蔬菜和水果等富含微量营养素的食物摄入量仍较低。平衡膳食模式是最大程度保障人类营养需要和健康的基础。食物多样是平衡膳食模式的基本原则，只有经过合理搭配的、由多种食物组成的膳食，才能满足人体对能量和各种营养素的需要。多种食物组成的平衡膳食模式，有助于满足孕妇营养需要。合理安排膳食，特别是富含优质蛋白质、营养密度高的食物有助于维持孕期体重适宜增长，帮助孕妇获得良好妊娠结局。过多的油、盐、糖摄入，易导致膳食中脂肪供能比超过适宜范围，增加超重、肥胖、高血压等疾病的发生风险。叶酸可预防胎儿神经管畸形；铁可预防早

产、流产，满足孕期血红蛋白合成增加和胎儿铁储备的需要。不同的妊娠阶段，对营养素的需求量各不相同，应根据孕期变化调整孕妇膳食。

健康行为

（1）食物多样：每天摄入 12 种以上食物，每周达到 25 种以上，有条件的家庭建议使用平衡膳食餐盘和食物电子秤，选小份菜，控制摄入总量（各类食物建议量见表 1-1）。

表 1-1 不同孕期食物建议量

食物种类	建议量 /（g·d⁻¹）		
	孕早期	孕中期	孕晚期
粮谷类	200～250	200～250	225～275
薯类	50	75	75
蔬菜类	300～500	400～500	400～500
水果类	200～300	200～300	200～350
鱼、禽、蛋、肉（含动物内脏）	130～180	150～200	175～225
奶	300	300～500	300～500
大豆	15	20	20
坚果	10	10	10
烹调油	25	25	25

食物种类	建议量 / (g·d⁻¹)		
	孕早期	孕中期	孕晚期
加碘食盐	5	5	5
饮水量	1 700 mL	1 700 mL	1 700 mL

（2）控制每日用油量和食盐摄入量：使用定量盐勺，通过调节咸度，减少孕妇对咸味的依赖。孕妇应少吃油炸食品，特别是应避免食用反复高温油炸食物，优选低糖食物（具体建议量见表1-1）。

（3）补充叶酸和铁：每天补充叶酸400 μg，可满足机体的需要；孕中、晚期每日铁推荐摄入量分别为24 mg和29 mg，每周吃1~2次动物肝脏或血，每次20~50 g，基本能满足孕期增加的对铁的需要，特殊情况可在医生指导下服用膳食铁补充剂。

（4）摄入维生素C：摄入含维生素C较多的水果和蔬菜，有助于提高膳食铁的吸收与利用率。

（5）注意碘和维生素D的补充：孕期妇女除食用碘盐外，每周应摄入1~2次富含碘的海产品，如海带、紫菜等。天然食物维生素D含量较低，人体皮肤经紫外线照射可以合成维生素D，妇女平均每天接受日光照射10~20分钟所合成的维生素D基本上能够满足身体的需要。孕期妇女如果不能通过阳光合成维

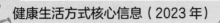

生素 D，可服用维生素 D 补充剂 10 μg/d。

（6）食材的选择：选择本地、应季、常见食物，不推荐选择少见食物。

（7）碳水化合物的摄入：孕早期孕吐严重者，可少量多餐，保证每天摄取至少 130 g 碳水化合物，预防酮症酸中毒对胎儿的危害。

 坚持运动，根据不同孕周采取适宜的运动方式和运动量

 科学依据

孕期合理运动有助于维持孕期体重适宜增长，增加肌肉对葡萄糖的摄取，是预防妊娠糖尿病的基本措施，亦是减少和预防先兆子痫的有效方法；并且户外活动接触阳光有利于维生素 D 合成，有助于维持肌肉和骨骼的健康；同时，运动对于孕妇产前抑郁及相关症状均有良好缓解作用，可以提高孕妇生活质量；身体活动还可增加胎盘的血管容量和毛细血管表面积，提高胎盘血流量，促进胎盘的生长，从而减少氧化应

激和炎性反应，有利于孕妇和胎儿健康。应注意，孕期女性应在专业人员指导下进行运动锻炼。

健康行为

（1）孕早期运动要注意"慢"，孕中期要注意"轻"，孕晚期要注意"缓"。

（2）在无医学禁忌的前提下，孕中晚期每天应进行 30 分钟中等强度运动，例如快走、游泳、跳舞、孕妇瑜伽等。中等强度运动的标准为运动时心率达到最大心率*的 50%～70%，主观感觉稍疲劳，但 10 分钟左右可恢复正常。

（3）孕晚期妇女应适当增加每次运动中间休息的次数，并在运动过程中加强监测。

* 最大心率（次 / 分）= 220 − 年龄（岁），例如年龄 30 岁，最大心率（次 / 分）为 220 − 30 = 190，活动后以（95～133）次 / 分为宜。

（4）有特殊需求的孕妇可以在专业人员指导下，制定个性化运动方案，严格掌握运动的强度和体位，避免伤害自己和胎儿。

（5）孕期应避免长时间站立，特别是孕中晚期孕妇应避免仰卧位姿势的运动。

（6）孕妇运动前应充分进行热身和放松，运动前、

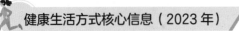
中、后都要喝水，保持饮水充足、衣着与环境舒适，以保证身体散热。

3 孕前调整并维持健康体重，孕期保持适宜的体重增长

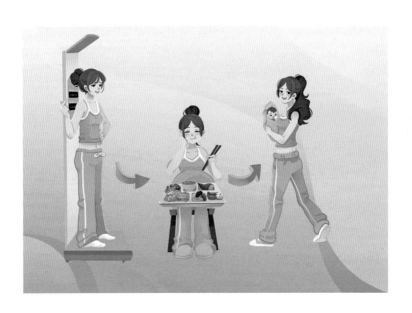

科学依据

为了保证孕育质量，应在孕前做好充分准备，保持身体健康和良好营养状态，避免在患病或营养不良

的状况下受孕。消瘦或者超重/肥胖都有可能导致妊娠并发症和不良出生结局的发生。体重增长是最实用的反映孕妇营养状况的直观指标，与胎儿出生体重、妊娠并发症等妊娠结局密切相关。孕前应将体重调整至正常范围，保证孕前体重正常，孕期体重适宜增长，健康孕育新生命，获得良好妊娠结局。体重水平常用判断指标是体质指数（body mass index，BMI），计算公式为 BMI = 体重（kg）/ 身高^2（m^2）。

健康行为

（1）从备孕期开始，每周至少称重一次，每次在固定时间称重，称重前排空大小便，称重时仅着单衣。

（2）孕前低体重（BMI<18.5 kg/m^2）的妇女，每天可加餐 1～2 次，适当增加食物量和规律运动，超重（24.0 kg/m^2 ≤BMI<28.0 kg/m^2）或肥胖（BMI ≥ 28.0 kg/m^2）的备孕妇女，应减少高能量、高脂肪、高糖食物的摄入，每天主动进行 30～90 分钟中等强度及以上的运动。将 BMI 值调整至正常范围（18.5 kg/m^2 ≤BMI<24.0 kg/m^2）再准备怀孕，有利于母婴健康。

（3）孕期妇女可根据孕前 BMI 水平选定对应的孕

期体重增长曲线图，进行孕期增重记录和动态监测。孕期妇女增重范围及孕中、晚期每周体重增长推荐值见表 1-2。

表 1-2　孕期妇女体重增长范围及
孕中、晚期每周体重增长推荐值

孕前体质指数分类	总增长范围 / kg	妊娠早期增长范围 / kg	妊娠中期和妊娠晚期每周体重增长值及范围 / （kg/ 周）
低体重（BMI<18.50 kg/m^2）	11.00～16.00	0～2.00	0.46（0.37～0.56）
正常体重（18.50 kg/m^2 ≤BMI< 24.00 kg/m^2）	8.00～14.00	0～2.00	0.37（0.26～0.48）
超重（24.00 kg/m^2 ≤BMI< 28.00 kg/m^2）	7.00～11.00	0～2.00	0.30（0.22～0.37）
肥胖（BMI ≥28.00 kg/m^2）	5.00～9.00	0～2.00	0.22（0.15～0.30）

资料来源：WS/T 801—2022《妊娠期妇女体重增长推荐值标准》。

（4）体重增长过多者，应在保证营养素供应的同时控制总能量，增加身体活动；体重增长不足者，应增加食物量，并注意各类食物搭配。

逐步适应孕期生理和心理变化，主动学习母乳喂养与育儿的科学知识

 科学依据

妊娠期身体内分泌及外形的各种变化、对自身和宝宝健康的过分担忧、身份角色的转换等，都可能会影响孕妇的情绪，需要以积极的心态去面对和适应，愉快享受这一过程。孕育新生命是正常生理过程，是一种人生体验，应积极了解孕期生理变化特点，学习孕育知识，释放压力，缓解焦虑，舒缓心情。

健康行为

（1）利用书籍、现代移动媒体、网络、孕妇学校等多种渠道获取母乳喂养与育儿的科学知识。

（2）从专业渠道学习孕育知识，例如，有官方认证的科普公众号，正规医院医生的科普公众号，专业医疗机构开办的孕妇学校等，不要相信某些"标题党"

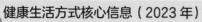

营销号的假"科普"，正确认识孕期生理变化特点。

（3）主动学习舒缓心情的方法，例如参与迎接新生儿的家庭事务，或通过冥想、音乐治疗等方法，缓解心理压力。

（4）丈夫及家人应了解女性孕期可能出现的变化，摒弃陈旧"经验"，一起学习孕育知识，给予孕期女性更多关怀。

 5 不吸烟，避免被动吸烟，不饮酒，减少视屏、久坐等静态行为

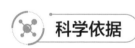 **科学依据**

2013年调查显示，孕妇中孕期吸烟者占0.2%，周围环境有人吸烟的比例为53.5%。烟草中主要成分一氧化碳和尼古丁都对胎儿有不良影响，可能导致流产、早产、胎盘发育异常、死胎、低出生体重和先天畸形。乙醇可自由通过胎盘和胎儿血脑屏障，孕妇饮酒可能导致胎儿酒精综合征，增加流产、死产和其他胎盘并发症的风险。随着信息化和网络化发展，人们

绝大多数时间都需要使用电子屏幕。长时间看屏幕会导致孕妇久坐、久卧等行为，久坐等静态行为会影响孕妇消化、盆底血液循环等，子宫的血液循环不畅会影响到胎儿的健康，对宝宝和孕妇的身体都会有不利的影响。

长时间看电子屏幕也会对身体健康、心理健康产生不利影响。肥胖、妊娠糖尿病、妊娠高血压和一些肌肉骨骼健康问题也与长时间看电子屏幕和久坐静态行为有关。此外，长时间使用手机与就寝时间延迟、睡眠时间短相关。

健康行为

（1）自觉禁烟禁酒。

（2）注意避免被动吸烟的影响，避免处于通风不良和人群聚集的环境，若周围环境有人吸烟，必要时可通过电话、微信公众号举报吸烟行为。

（3）限制每日看手机、电视、电脑等电子设备的视屏时间，如确实因工作需要，也应每隔40分钟休息活动一次。

（4）不要开着电视、电脑、手机入睡，睡前半小时内不看手机。

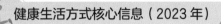

（5）减少久坐行为，用任何强度的身体活动代替或中断久坐状态。

6 按时进行孕期检查，保持口腔健康

 科学依据

在妊娠全过程中，无论孕妇还是胎儿都有可能接触一些有害因素，导致孕产妇或婴儿健康损伤，严重者还可造成孕产妇或胎儿死亡。按时进行孕期检查可保障优生优育、获得自我保健指导，有助于及时发现异常，从而消除对孕妇和胎儿有害的各种因素，降低孕产妇、胎儿、新生儿患病率和死亡率，获得一个健康聪明的宝宝。

怀孕后女性的雌性激素和孕激素水平会不断升高，使得牙龈毛细血管出现扩张、弯曲等情况，从而导致血管弹性下降，出现血液淤滞及血管壁通透性增加而造成牙龈炎等口腔疾病。孕妇在孕期发生牙龈出血的比例可达 34.0%。如果孕妇的口腔疾病使其咀嚼消化

功能下降而影响到对各种营养物质的摄入，牙周致病菌及其产生的内毒素以及炎症反应的产物有可能进入孕妇的血液循环，甚至进入胎盘，对胎儿的健康产生影响。一个口腔健康的孕妇咀嚼效能高，营养吸收完全，还可从进食中获得愉悦感，口腔健康是母婴身心健康的有力保障。

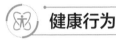 **健康行为**

（1）建立孕妇登记卡，在整个孕期按时按期到指定医疗机构进行孕期检查。

（2）计划怀孕时应进行全面口腔检查，确保口腔处于健康状态，避免妊娠期出现口腔急诊。

（3）怀孕4～6个月是孕期治疗口腔疾病的最佳时期，如果需要口腔治疗，最好在此阶段完成。

（4）注意口腔的卫生清洁，每一餐后加上睡觉前都刷牙，每次刷牙时间不少于三分钟，使用细软毛的牙刷，不宜伤到牙龈。

（5）可采用中华口腔医学会推荐的巴氏刷牙法。

①将牙刷与牙长轴呈45°角指向牙根方向（上颌牙向上，下颌牙向下），在牙龈和牙齿交界处，轻微加压，让牙刷刷毛的一部分进入龈沟，部分置于牙龈上。

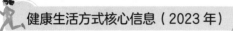

②使刷毛在原位做前后方向短距离的水平颤动
4～5 次。

③然后将牙刷向牙冠方向转动，拂刷牙齿的颊侧
面或舌侧面。每次刷 2～3 个牙，然后移向下一组牙。

④牙齿的咬合面需要来回刷。

⑤每次刷牙时间不少于 2 分钟。

（6）刷牙前可采用牙线或者牙缝刷，将牙齿邻面牙
颈部的食物残渣和软垢刷干净，然后再进行刷牙，采用
正确方式餐后睡前刷牙是预防龋病和牙周疾病的基础。

（7）平衡膳食营养，少吃零食、甜食以及冷热酸
甜和辛辣刺激食物，保持口腔卫生，防止菌斑堆积进
而引发口腔疾病。

7 生活规律，不熬夜，保证适当休息和充足睡眠

 科学依据

怀孕期间，由于雌性激素的影响，孕妇容易感到
疲倦，但依然要坚持规律生活，不可终日躺在床上；

亦不可过度劳累，应避免熬夜，熬夜会使人抵抗力下降、肝肾功能异常、体力不佳等。孕妇应保持睡眠充足、不熬夜等好习惯，同时也能避免失眠、头痛等孕期困扰。

健康行为

（1）规律进食，早孕反应严重者可少食多餐，晚餐不宜吃得过饱。

（2）定时作息，早上不赖床，适当活动，避免长时间卧床。

（3）午饭后适当散步，进行 20～60 分钟左右的午睡。

（4）睡觉时保持室内通风良好、温度适宜，营造安静昏暗的睡眠环境。

（5）睡前保持放松状态，尽量不安排令自己精神兴奋的活动，晚上 11:00 之前睡觉，每天保证至少 7～8 小时的睡眠。

二、乳母

　　哺乳期妇女（乳母）基础代谢升高，出汗量多，由于其经历了分娩，腹肌和盆底肌松弛，易发生便秘；尤其在产后一个月内，由于乳母身体未完全恢复，身体活动较少，易导致产后肥胖。乳母的营养是泌乳的基础，其心理和精神状态是乳汁分泌的重要因素。随着经济发展和生活方式改变，乳母营养和健康面临新的挑战，2013年调查结果显示，乳母膳食脂肪供能比达42%，植物油和动物油摄入量呈现升高趋势，奶类、水果和蔬菜的摄入量较低，膳食结构不尽合理，进而影响到母乳喂养的持续和婴儿生长发育。母乳喂养知识与行为、辅食添加和知识掌握程度均有待改善。不健康的行为会影响母乳喂养的持续和婴儿生长发育，乳母身体活动不足和不健康生活方式将影响母婴健康。

1 食物多样不过量，保证优质蛋白质、富含维生素和矿物质的食物摄入

 科学依据

哺乳期女性既要分泌乳汁、哺育后代，又要逐步补偿妊娠、分娩时的营养素损耗，并促进各器官、系统功能的恢复，因此比一般育龄妇女需要摄入更多的营养。除此之外，乳母的膳食还会影响乳汁的滋味和气味，对婴儿未来建立多样化膳食结构有重要影响。

"坐月子"是中国传统习俗，期间饮食常被过分重视，导致能量和宏量营养素摄入过剩，"满月"后即刻恢复一般饮食，也会影响后续乳母营养和母乳喂养。应纠正这种饮食误区，注重整个哺乳期的营养充足均衡，保证乳汁质量和乳母健康。

健康行为

（1）产褥期保持食物多样化，无特殊食物禁忌。

（2）增加富含优质蛋白质食物，如牛肉、鱼、鸡肉、鸭肉、牛奶、虾肉等的摄入。

（3）补充富含维生素A的食物，每周增选1～2次猪肝（总量85g）或鸡肝（总量40g）。乳母膳食钙摄入每天应达到1000mg，摄入500mL牛奶可获得约540mg钙，加上选用深绿色蔬菜、豆制品、虾皮、鱼等含钙较丰富食物，则可达到推荐摄入量；同时还应该补充维生素D或延长晒太阳时间，从而增加钙的吸收和利用。

（4）保证蔬菜水果摄入量，其中蔬菜类400～500g，水果类200～350g，以增加矿物质、维生素和膳食纤维摄入，有效预防乳母便秘、痔疮等疾病的发病。

（5）乳母应保证水的摄入量，每日饮水2100mL。

（6）餐前不宜喝太多汤，不喝多油浓汤，选用脂肪含量低的肉类如鱼、瘦肉、去皮禽类等煲汤，喝汤同时要吃肉。

（7）"月子"结束后应继续重视哺乳期女性的营养，将富含优质蛋白质和微量营养素的食物在整个哺乳期均衡分配，有利于哺乳期女性健康及母乳喂养的持续。

2 随哺乳期的进程选择适宜的有助于生殖器官和身体恢复的活动和运动

科学依据

　　女性子宫在胎盘娩出后逐渐恢复至未孕前状态，乳母进行有规律的有氧运动有助于其机体复原，逐步恢复适宜体重，还有利于其心血管健康，预防远期糖尿病、心血管疾病、乳腺癌等慢性非传染性疾病的发生。

健康行为

　　（1）避免长期卧位，自然分娩6～12小时即可起床活动，剖宫产24小时内也应下床活动，产后2天即可开始做产褥期保健操，每1～2天增加1节，每节做8～16次（图2-1）。

　　（2）从低强度逐渐增加强度和运动量，尽早进行盆底肌肉锻炼。有氧运动从每天15分钟逐渐增加至每天45分钟，每周坚持4～5次，但产褥期内不应进行高强度运动或负重劳动。

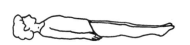

第1、2节 深呼吸运动、缩肛

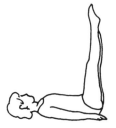

第3节 伸腿动作

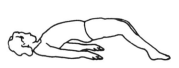

第4节 腹背运动

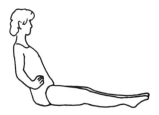

第5节 仰卧起坐

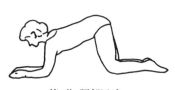

第6节 腰部运动

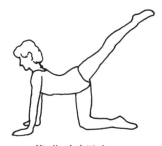

第7节 全身运动

图 2-1　产褥期保健操

资料来源：郑修霞. 妇产科护理学 [M]. 4 版. 北京：人民卫生出版社，2009：73.

（3）哺乳期女性可以在锻炼前给婴儿哺乳，避免乳房充盈造成不适。

（4）监测和评估产后体重，产后 1 年内是体重恢复关键期，较为理想的情况是产后体重每周下降 0.5 kg，在产后 6 个月至 1 年内逐渐恢复至孕前水平。

3 母乳喂养是健康生殖的重要阶段，有助于减少体重滞留，改善新陈代谢

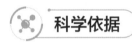

科学依据

　　母乳喂养有利于婴儿健康生长，获得更高的智力发展水平，促进婴儿行为和心理健康。宝宝吸吮乳头有助于刺激脑垂体释放缩宫素，促进子宫的恢复。母乳喂养还可以消耗体内能量，避免产后体重滞留，有利于产后体重恢复，降低产后发生糖尿病、卵巢癌、乳腺癌等疾病的风险。

健康行为

　　（1）产后尽早开奶，让宝宝含住尽可能多的乳晕，将乳头吸至嘴巴深处，牙龈和舌头包裹 3～5 厘米的乳晕，并给予其一定压力，舌头在母亲乳头下不停运动

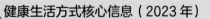

与挤压，吸吮母乳。

（2）采用令自己感到舒适的哺乳姿势，比较常见的哺乳姿势有摇篮式、交叉式、橄榄球式、侧卧式等（图2-2）。

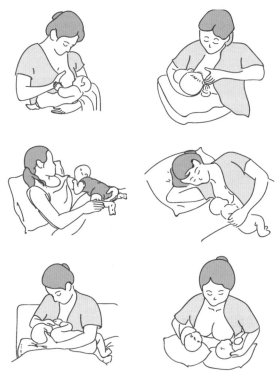

图 2-2　母乳喂养姿势

资料来源：中国营养学会. 中国居民膳食指南（2022）[M]. 北京：人民卫生出版社，2022：206.

（3）对于小月龄婴儿，每次可用不同侧的乳房哺乳，确保双侧乳房受到同样刺激，排空乳房，提高泌乳量。较大婴儿可采用双侧乳房哺乳。

（4）家庭成员和乳母都应充分认识到母乳喂养的益处，以及非母乳喂养可能会为婴幼儿健康带来的风险，坚定长期母乳喂养的信念，逐渐形成母乳喂养规律。

（5）当母乳喂养过程中出现困难，如乳头内陷、乳腺炎、下奶延迟、新生儿黄疸等情况，一定要咨询专业医疗卫生机构人员，不要凭借"经验"处理，导致母乳喂养中断。

（6）如遇特殊情况，无法直接哺喂时，可定时将母乳吸出并储存在冰箱或冰盒，一定时间内再用奶瓶喂给婴儿。吸出母乳保存条件和允许保存时间见表2-1。

表2-1　吸出母乳保存条件和允许保存时间

保存条件和温度	允许保存时间
室温保存	
室温存放（20~25℃）	4 h
冷藏	
存储于便携式保温冰盒内（15℃左右）	24 h
储存于冰箱冷藏区（4℃左右）	48 h
储存于冰箱冷藏区，经常开关冰箱门（不能确保4℃左右）	24 h
冷冻	
冷冻温度保持于−15~−5℃	3~6 个月
低温冷冻（低于−20℃）	6~12 个月

4 与丈夫共同履行哺育责任，学习和实践回应性喂养，建立母婴和谐的喂养规律

 科学依据

新生儿出生时已具备良好的觅食能力和饥饿感知，并能够通过身体活动、表情、哭闹等行为表达饥饿。婴儿饥饿是按需喂养的基础，回应性喂养是指符合婴儿进食特性的喂养方式，强调喂养的时长和频次是由婴儿进食意愿和需求决定，及时对婴儿发出的进食需求做出喂养回应，包括早期新生儿的按需喂养方式，及日后逐渐形成的规律喂养方式。回应式喂养可兼顾足量摄乳，促进建立摄乳、活动和睡眠节律。

健康行为

（1）及时识别婴儿饥饿及饱腹信号并尽快做出喂

养回应，如婴儿转向或寻觅妈妈的乳房，张大嘴巴，舌头向下伸出，做出吸吮动作或者吸吮手指等，这些信号都有助于判断婴儿饥饿，哭闹是婴儿表达饥饿信号的最晚表现。

（2）随着月龄增加，婴儿胃容量明显增加，母乳分泌量随婴儿生长发育需求适应性增加，逐渐从按需喂养过渡到规律喂养模式，减少睡眠时的哺乳次数。

（3）孩子的父亲应给予母亲更多关怀，主动承担家务，比如洗碗、洗衣服、换尿布、陪孩子玩儿、与宝宝交流等。

 与家庭成员多交流沟通，在全社会支持下享受哺育新生命的幸福和快乐

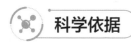 科学依据

在妊娠分娩的过程中，女性内分泌环境发生很大变化，会导致产后心绪不良等一系列情绪变化，应利用孕妇学校等多渠道对孕妇及其家人普及妊娠分娩有

关常识，促进家庭成员之间互相支持。

母乳喂养不仅仅与母亲一个人有关，家庭的支持是母乳喂养顺利进行的保障。母乳喂养的信念及经验多源自家人的影响，全体家庭成员在充分了解母乳喂养益处的同时，也要理解乳母，帮助乳母克服喂养中可能遇到的困难，给予母亲母乳喂养的肯定与鼓励，提高女性的哺乳自信，坚定母乳喂养决心。

 健康行为

（1）与家庭成员沟通与交流，使家人和朋友参与母乳喂养支持网络。

（2）乳母及家庭成员应充分认识到母乳喂养对婴幼儿与乳母自身近期、远期健康的益处，充分认识到非母乳喂养给婴儿及乳母可能带来的健康风险。

（3）家人配合乳母准备好哺乳枕等一些辅助用品，减少母亲哺乳时的疲劳感。

（4）家人应营造良好的家庭氛围，给予母亲充分的理解与支持，减轻母亲哺乳期间不良情绪。

（5）家庭对膳食的重视，也可为母亲哺乳期间的营养提供必要的保障。

禁烟戒酒，规范言行，做好孩子第一任老师

科学依据

烟草中的尼古丁可进入乳汁，并且会抑制催产素和催乳素分泌，导致乳汁分泌减少；母亲酒精的摄入会通过乳汁影响婴幼儿神经发育。父母是孩子的第一任老师，父母的不健康行为都会给子女的身体和心理健康带来不良影响，父母应当规范自身行为，以身作则，规范言行。

健康行为

（1）严禁烟酒。

（2）注意避免被动吸烟的影响，避免处于通风不良和人群聚集的环境。

（3）父母以身作则，减少视屏时间，多与孩子交流。

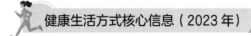

（4）不赖床，不熬夜，按时进餐，规律生活。

 7 调整生活节奏，积极休息，充足睡眠

 科学依据

宝宝吃奶的规律会随着月龄的增长而变化，需要安排好时间，兼顾哺乳与生活，有利于保持母亲与孩子之间的情感联系；充分的休息和睡眠有利于母亲身体健康，保证母乳喂养的持续。

 健康行为

（1）保证每日 7～9 小时睡眠，睡前半小时远离手机、电视、电脑等电子设备。

（2）产褥期生活规律，早期与宝宝同步，宝宝睡，妈妈就睡，满 3 个月后，母婴逐渐建立睡眠规律。

（3）睡前活动固定有序，确保入睡前处于安静状态。

（4）睡眠环境保持温湿度适宜，母子同室，保证空气清新。

（5）母乳中含有褪黑素，母乳喂养有助于婴儿建立昼夜节律，坚持母乳喂养有利于母婴建立规律作息。

三、婴幼儿

　　婴幼儿时期生长速度快，是体格生长第一高峰期，是视觉、情感、语言发育的关键期，但其消化功能及神经调控功能均在逐渐成熟中，胃肠道负担重，神经心理发展要求较高，因此该阶段的良好营养和科学养育是儿童近期和远期身心健康的最重要保障。《中国儿童发展纲要（2021—2030年）》中提出要改善儿童营养状况、加强儿童早期发展服务、增强儿童身体素质、加强儿童保健服务和管理等，有助于促进儿童建立科学的健康价值观，养成健康行为习惯，形成对个人有益、对家庭负责、为社会所倡导的健康生活方式。

1 母乳喂养与合理添加辅食是婴儿最佳的喂养方式，培养清淡口味和自主进食能力，不强迫、不放任

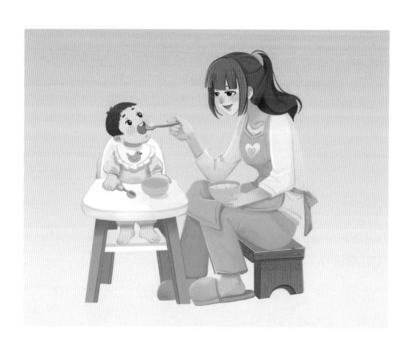

🔬 科学依据

　　母乳是婴儿最理想食物。正常情况下，纯母乳喂养能满足 6 月龄内婴儿所需要的全部能量、营养

素和水。母乳是最适合婴儿消化、代谢能力，能满足婴儿全面营养需求的天然食物，能确保婴儿体格健康生长，有利于婴儿脑神经功能和认知发展，有利于肠道健康微生态环境的建立，肠道功能及免疫功能的成熟，降低感染性疾病和过敏发生的风险。营造母子情感交流环境，有利于婴儿心理行为和情感发展。

 健康行为

（1）婴儿出生后不喂任何母乳以外的食物，生后体重下降只要不超过出生体重的 7% 就应坚持纯母乳喂养。

（2）让婴儿直接吸吮母乳，尽量不用奶瓶哺喂人工挤出的母乳。

（3）不宜用母乳颜色、质地以及母乳成分测试结果来判定母乳营养价值。

（4）纯母乳喂养婴儿不需要额外喂水。

（5）坚持纯母乳喂养至婴儿满 6 月龄，6 月龄后继续母乳喂养，持续母乳喂养至 2 岁以后。

（6）满 6 月龄起添加辅食，从富含铁的泥糊状食物开始。例如肝泥、牛肉糜等。6～23 月龄婴儿应避免摄入高糖、高盐、高反式脂肪酸食物。

（7）配偶和家庭成员应学习科学的母乳喂养知识，积极帮助母亲进行母乳喂养，并在母亲需要时鼓励母亲寻求专业人员的帮助。

减少限制身体活动的照护方式，释放运动本能，保证活力玩耍时间，促进运动发展

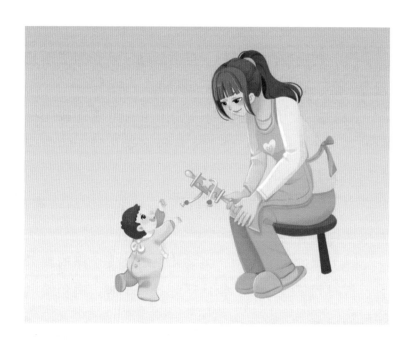

科学依据

婴幼儿天性好动，通过抚触、按摩、亲子游戏以及适度有目的的活动，可增强婴幼儿大运动、精细运动能力；户外活动可以改善婴幼儿食欲，促进新陈代谢，维持能量平衡，预防肥胖和消瘦，促进体能和智力发育，促进儿童维生素D合成以及骨骼、牙齿的生长，提高睡眠质量，有助于婴幼儿健康成长。

健康行为

（1）鼓励婴幼儿爬行、自由活动，家长为婴幼儿营造安全、舒适、洁净的活动空间。

（2）7～12月龄婴儿每天俯卧位自由活动或爬行时间不少于30分钟，12～24月龄婴幼儿每天的活动时间不少于3小时。

（3）鼓励婴幼儿学习自己吃饭，学会生活自理，并增加日常活动。

（4）减少久坐行为，将婴儿束缚在安全座椅或者背、抱时间不宜过长，每次不超过1小时，避免看电子屏幕。

3 与婴幼儿多交流，进行适宜的养育教育，重鼓励、多引导、不溺爱

 科学依据

　　婴幼儿期是语言行为发育关键时期，是培养婴幼儿口语交际能力的重要阶段，如若家长与婴幼儿语言交流少，则会影响到孩子语言发育；鼓励但不过分溺爱，加强父母与婴幼儿情感联系，可以让孩子建立自信，有助于婴幼儿心理发展。

 健康行为

　　（1）看护人经常轻柔抚摸婴儿，用彩色玩具逗弄，有助于婴幼儿视觉、听觉、触觉发育。

　　（2）提供正确口语示范，积极回应婴幼儿语言需求，利用一切机会引逗、鼓励婴幼儿说话。

　　（3）选择合适的阅读内容和材料，与孩子一起进行亲子阅读。

（4）尊重婴幼儿，以平等姿态对待孩子，满足其好奇心和合理要求，采取讲道理、转移注意力等方法终止孩子不合理要求。

（5）带婴幼儿走出家门，教授其一些基本交往技能，鼓励其参加社交活动。

 4 有固定可靠的养育人，提供健康安全的照护，发现异常及时就医

 科学依据

稳定的抚养关系有助于孩子良好性格的形成，随着儿童自我意识、模仿力和好奇心的增强，固定可靠的养育人能更好地引导婴幼儿学习和生活；对待小儿疾病要注意预防为主，当婴幼儿出现异常时，养育人应及时将孩子送医，避免小病不治成大病。

健康行为

（1）养育者以身作则，言传身教，培养儿童健康

行为，及时纠正儿童不健康行为。

（2）对待小儿疾病要注意预防为主，了解小儿常见病的发病征兆，重视科学应对与及时诊治。

（3）对待婴幼儿常见病如小儿肺炎、营养性和缺铁性贫血、腹泻等要十分重视，并且要加强病后护理，加速健康恢复，尽量减少疾病伤害。

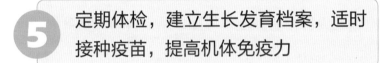

5 定期体检，建立生长发育档案，适时接种疫苗，提高机体免疫力

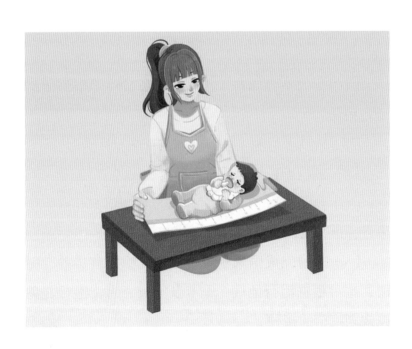

科学依据

从儿童出生起定期、连续测量体格生长指标并绘制成生长曲线，可以更直观地反映婴幼儿的生长状况，也可以更及时地反映营养和喂养情况，根据实际情况及时给予健康指导，合理安排饮食和运动。有计划地为婴幼儿进行常规预防接种，可以提高整体人群的免疫水平，使受种者获得针对传染病的特异性免疫，还可以在人群中建立免疫屏障，达到控制乃至最终消灭相应传染病的目的。

健康行为

（1）每三个月测量一次身长、体重、头围等体格生长指标。

（2）依据体格测量及时调整膳食和身体活动。

（3）平稳生长是婴幼儿最佳生长模式。

（4）参照 2006 年发布的《世界卫生组织儿童生长发育标准》，评价儿童身体发育和营养状况。

（5）适时完成国家免疫规划的儿童疫苗接种；同时，也可根据流行地区、季节及家长意愿，进行非免疫规划疫苗的接种。

6 远离烟尘，勤洗手，保持口腔卫生，避免视屏行为

科学依据

二手烟会导致婴儿发生各种呼吸系统疾病，升高婴儿猝死综合征的发生风险。口腔保健是预防口腔疾病、增进身体健康的重要环节。婴幼儿口腔保健的重点是保护乳牙，以利于儿童口腔的正常生长发育以及语言发育。屏幕使用时间过长易导致儿童就寝时间推迟、入睡潜伏期延长、夜间睡眠时间缩短、语言能力评分下降等。

健康行为

（1）家长应注意室内环境，避免婴幼儿接触二手烟、三手烟。

（2）婴幼儿学会抓握后，有将物品放在嘴里的习惯，家长要随时注意其卫生与安全。

（3）母乳本身不会引起龋齿，家长应注意避免婴儿含奶瓶入睡，不要在牛奶中加糖。

（4）看护人可以用干净的软布给婴儿清洁牙齿和牙龈，牙齿萌出后，可以用清水和儿童软毛牙刷给其清洁口腔。

（5）不建议2岁以下婴幼儿使用含氟牙膏。

（6）18～24月龄儿童的父母在给孩子引入数字媒体的时候，应当选择高质量的节目，并同孩子一起观看，以帮助他们理解观看的内容。

7 帮助婴幼儿尽早建立生活节律，保证充足睡眠

科学依据

随着月龄的增长，家长应逐渐调整婴儿作息时间，让婴儿养成晚上睡觉、白天活动的习惯，养成作息规律的习惯以后，不仅有利于大脑的发育，而且对于以后的生活习惯都有很大的帮助。在晚上能够按时入睡，也可以让孩子在第2天的时候能够按时醒来，让孩子

每一天的精力更加充沛。只有保证充足的睡眠，才能保证良好的体格发育。

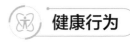 **健康行为**

（1）鼓励婴幼儿积极玩游戏，白天处于活跃状态，结合日常生活多做运动。

（2）逐渐从按需喂养模式过渡到规律喂养模式，培养其规律进食和睡眠习惯。

（3）对较大婴儿，培养健康的饮食方式，包括定时定位就餐、细嚼慢咽不拖延、自己使用餐具进食等。

（4）白天不要拉窗帘，晚上不要开大灯，让宝宝分清白天黑夜，建立昼夜节律。

（5）给宝宝建立入睡"仪式"，例如通过"喂奶—洗澡—上床—听音乐/讲故事"的过程，让婴儿知道到了入睡时间。

四、儿童青少年

　　儿童青少年是国家的未来、民族的希望。健康生活方式是保障儿童青少年身体与心理健康的基础。处于生长发育阶段的儿童青少年，对能量和营养素的需要量相对高于成年人；这个时期也是行为和生活方式形成的关键时期，容易受同伴、家庭、学校和社会影响。我国儿童青少年存在一些不健康的生活方式，如膳食不合理、缺乏体育锻炼，以及吸烟、饮酒等。这些行为可能会影响儿童青少年正常的成长发育，进而导致"小胖墩"、"小眼镜"、龋齿等。随着他们年龄的增长和自主意识的形成，儿童青少年需要为自己的健康担负更多的责任。

食物多样，营养均衡，动物性食物要适量，保证新鲜蔬菜和水果

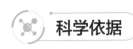 **科学依据**

平衡膳食模式是最大程度上保障人类营养需要和健康的基础，食物多样是平衡膳食模式的基本原则。蔬菜水果、全谷物和奶制品是平衡膳食的重要组成部分。在食物多样化的基础上，建议仍然将谷类食物作为能量来源的主体，即不低于50%。

健康行为

（1）饮食应多样化，保证营养齐全，建议平均每天摄入12种以上食物，每周25种以上，做到粗细搭配、荤素搭配、色彩搭配。

（2）三餐的食物应包括谷薯类作为主食，搭配蔬菜水果、鱼禽肉蛋、大豆及豆制品、奶类及其制品等来保证营养均衡。

（3）多吃蔬菜水果、全谷、奶类和大豆；适量吃鱼、禽、蛋和瘦肉；少吃或不吃肥肉、烟熏或腌制肉类。

（4）每天摄入奶或奶制品 300 mL 及以上，可以选择鲜奶、酸奶、奶粉或奶酪。

（5）适量吃含铁丰富的食物，如瘦肉、动物肝脏等，同时搭配富含维生素 C 的新鲜蔬菜和水果，预防缺铁性贫血。

（6）吃新鲜卫生的食物，品尝食物天然的味道。

 规律进食，不浪费食物，培养清淡口味，足量饮水，不喝含糖饮料

 科学依据

如果过度节食或不规律进餐，常常伴随着愈发明显的饥饿感，人们往往会因为饥饿和不满足感而在下一餐时暴饮暴食，摄入更多能量，也容易对胃肠道产生伤害。规律进餐有助于个体保持健康的饮食习惯。我国居民含糖饮料摄入越来越普遍，尤其是儿童青少年；高糖、高油及高盐食物的过多摄入可引起儿童青少年超重/肥胖、血压增高等慢性疾病，从小培养儿童低盐低油低糖的饮食习惯，将使儿童受益终生。

健康行为

（1）一日三餐，定时定量，不挑食偏食、不暴饮暴食，养成健康饮食行为。

（2）鼓励孩子和家长一起选购和制作食物，不浪费食物。

（3）足量饮水，每天800～1 400 mL，首选白开水，不以饮料代替白开水。

（4）控制添加糖的摄入，少吃糖果、糕点、蜜饯等食物，少喝或不喝含糖饮料。

（5）少吃含脂肪较高的食品，如炸薯条、炸鸡等；尤其要限制含反式脂肪酸多的食物，如人造奶油蛋糕等。

（6）减少含盐较高的菜品及腌菜、酱菜和调味品的摄入，同时注意挂面、饼干、果脯等食物中"隐形盐"的摄入。

3 培养广泛的兴趣爱好，至少掌握 1 项运动技能，户外活动充足

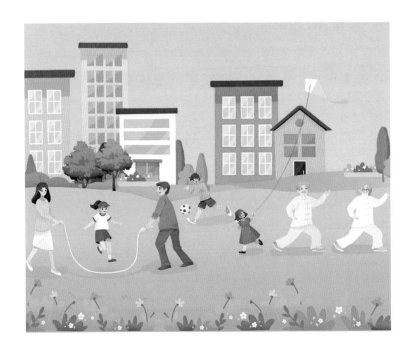

 科学依据

进行规律的身体活动、多参加户外活动和团体活动，减少静坐及视屏时间，有助于改善儿童青少年的

骨骼健康、心肺功能和肌肉力量，保持合理体重水平，降低慢性疾病发生风险，并能提高他们的认知能力，也有助于心理健康。

健康行为

（1）开展规律、多样的身体活动，鼓励儿童至少掌握一项运动技能。将运动生活化，如上下学步行、参加家务活动和学校活动等。

（2）上好校内体育课，并在课间进行走、跑、跳、游戏等身体活动，避免久坐。

（3）积极参加篮球、足球、排球、跑步等体育活动，做到每天累计进行至少60分钟以有氧运动为主的中高强度身体活动。每周应有3天的高强度运动，如快跑、游泳、健美操等。每周还要有3天的增强肌肉力量和/或促进骨健康的运动，如仰卧起坐、俯卧撑、平板支撑、引体向上、跳绳、跳远和爬山等。

（4）减少长时间视屏等久坐行为，避免由于课业任务多而导致的久坐行为。坐姿时间大于45分钟时应进行10分钟适当的身体活动。

4 监测身高和体重，保持口腔健康，改善营养状况，维持适宜生长速度

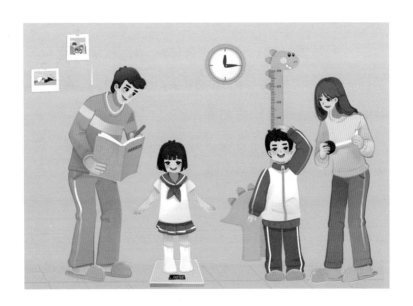

 科学依据

儿童青少年正处于生长发育的关键时期，身高和体重会不断增加。如果摄入的能量过多或者活动不足，会导致体内脂肪累积过多，发生超重／肥胖。肥胖儿童容易出现血压、血脂、血糖的代谢异常，增加

成年后发生肥胖和慢性疾病的风险。口腔健康是儿童青少年健康成长的保障，早晚刷牙、饭后漱口是保持儿童口腔清洁的有效方法，养成规律的刷牙习惯至关重要。

健康行为

（1）定期测量身高体重，及时了解体格发育水平及其动态变化，每月测一次体重，每季度测一次身高，及时记录和保存，绘制生长发育曲线。

（2）定期进行身体发育评估，掌握儿童各项身体发育指标是否正常（如骨龄、营养状况、智力等）。若发现生长发育异常或营养素缺乏，应及时给予指导，进行早期干预。

（3）每天早晚刷牙，每次刷牙时间不少于2分钟，特别是晚上，睡前刷牙更重要。

（4）刷牙时将刷毛朝向牙齿根部倾斜45°，短距离水平颤动4～5次再将牙刷移至下一组牙。

（5）刷牙要面面俱到，要刷到牙齿的所有面：外侧、内侧和咀嚼面。

（6）选择软硬适度的牙刷，使用含氟牙膏。每三个月更换一次牙刷。

5 尊敬师长，团结友爱，懂包容，有担当，会分享

 科学依据

"三好学生""德智体美劳"都是对于儿童青少年全面发展的要求，其中"品德好"排在第一位。儿童青少年要修好品德，学会感恩、学会助人、学会谦让、学会宽容、学会自省、学会自律，树立高远志向，有敢于担当、不懈奋斗的精神，具有勇于奋斗的精神状态、乐观向上的人生态度，这样不仅有助于树立正确、健康的人生观、世界观和价值观，还能够提升儿童青少年心理健康素质，促进其保持心理健康，为今后的健康成长奠定扎实基础。

健康行为

（1）尊敬师长，遵守纪律，课堂上认真听讲，积极参与讨论，并遵守课堂规则。对老师提出的要求积

极配合，并尊重老师的决定和指导。

（2）为父母分担家务，多与父母进行沟通和交流，用言语表达自己的情感，分享自己的快乐和忧愁。

（3）团结同学，在校园中积极参加集体活动，与同学互相帮助，共同学习，共同进步。

（4）对待他人要包容、宽容，不歧视，不偏见，尊重他人的感受和意见，愿意主动帮助他人、关心他人。

（5）要学会接受挫折和不开心，通过自己的努力独立找到解决问题的办法，善于应对逆境。

 不接触烟酒毒品，不沉溺于网络，学会自我保护

 科学依据

儿童青少年身体的各系统、器官还未完全成熟，自控能力相对较弱，对外界刺激的抵抗能力比较差，容易过度沉迷网络游戏，甚至产生心理依赖；烟草、酒精、毒品和沉溺网络对儿童青少年的危害远远超过成年人。发生突发事件的时候保护自己生命财产安全是儿童青少年必备的基本技能，需要从小培养自我保护意识。

健康行为

（1）学习吸烟、饮酒、毒品危害的相关知识，提高健康素养，远离烟草、酒精和毒品。

（2）适度接触运动类、益智类游戏，控制每天上网时间，不影响正常作息、饮食和学业，提升自我管控能力；多与家长、同学沟通，调整行为，使儿童自信、积极地面对生活。

（3）学习性别差异和安全防范的相关知识，提高安全防范意识和自我保护能力。

（4）不轻易相信陌生人，不随意接受陌生人的物品，不吃陌生人的食物，不向陌生人透露自己的真实身份和家庭情况等。

（5）外出时尽量结伴而行，不要走僻静、人少的地方，并将外出的地点、时间、同行伙伴告知父母。在外出途中注意周围，观察危险情况，避免意外发生。

7 姿态端正，减少视屏和耳机使用，提升专注力，提高学习效率

 科学依据

儿童青少年骨骼处于生长发育阶段。如坐姿不当，会引起脊柱侧弯，进而影响血液循环与大脑供氧；良好的坐姿和充足的户外活动不仅有助于视力和体格发育，而且可以帮助集中注意力，有利于学习与思考。视屏时间过长会对儿童青少年造成一系列健康危害，如近视、肥胖等。儿童的听觉系统发育尚未完善，太大的声音刺激会损伤听觉器官，从而使听力下降。

健康行为

（1）坐位时头要正，眼睛平视前方，下颌微收，挺胸，收腹，臀部坐正。坐时要符合"三个90°"的原则，即在背部挺直的状态下，臀部与腰部保持90°，

膝盖弯曲 90°，脚与地面呈 90°。写字、画画时，应保持"三个一"，即眼要离书本一尺远，胸要离书桌一拳远，手要离笔尖一寸远。

（2）不趴在桌子上或者歪着脑袋看书，尽量不坐在柔软的沙发或床上看书、看电视，坐时不过多地依靠垫背。加强体育锻炼，增强腰、腹的大肌肉力量，有利于较长时间保持良好坐姿。进行充足的户外活动，达到每天 1 小时以上。

（3）正确、合理地使用电子产品，并严格限制每日视屏时间。非学习目的使用电子产品单次不宜超过 15 分钟，每天累计时间不宜超过 2 小时，越少越好；学习时连续视屏时间 30～40 分钟，至少休息 10 分钟。

（4）在线上学习或视屏后的间歇休息时间，可以做些简单运动或家务劳动，也可以通过做眼保健操或者远眺来缓解视疲劳。每天保持 2 小时户外活动时间，在光照度偏低的阴天或冬季，可以适当延长时长至 3.5 小时。

（5）减少耳机使用时间，使用时音量不宜过大，控制使用时长每天不超过 1 小时，单次使用时长最好不超过半小时。

8 作息规律，早睡早起，保证睡眠质量

 科学依据

睡眠是人类生活不可或缺的组成部分，不仅可以消除疲劳、恢复体力，还可以保证正常的生长发育。儿童正处于生长发育的重要阶段，充足的睡眠对儿童青少年的身心健康有积极影响，是一天活动和学习的保证。

 健康行为

（1）营造放松、安静的就寝环境，养成定时睡眠、早睡早起的习惯。6～12岁儿童，建议每天睡眠时间为9～12个小时；13～17岁儿童建议每天睡眠时间为8～10个小时。

（2）睡前不要做剧烈运动，可以通过看书、听轻柔的音乐或练习呼吸等进行放松。睡前1个小时以内，

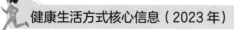

尽量让家里的环境暗下来，减少进入眼睛中的光线，并关闭电视、电脑、手机等设备屏幕，让儿童逐步进入"睡眠模式"。

（3）保证晚餐进餐时间合理，摄入量适宜。不在傍晚或晚上摄入含咖啡因的食物，如咖啡、茶等。

（4）睡前不要吃零食，睡前半小时以前可以适量喝温热的牛奶，牛奶中的色氨酸可以在一定程度上起到帮助睡眠的作用。

（5）睡前要刷牙漱口，保持口腔清洁。

五、职业人群

　　职业人群是人类社会最富有生命力、创造力和生产力的宝贵社会资源，其健康不仅影响个人生活质量、家庭幸福指数，也直接影响人类社会进步、国民经济发展、企业生产效率以及生存发展。多数劳动者职业生涯超过其生命周期的二分之一。该年龄段是人们在一生中从事生产过程和其他社会活动最为复杂、时间最广、经历最旺盛的生命历程，同时承担着生产、工作、家庭生活以及社会活动多方面的压力。职业人群首先面临着一般人群相同的公共卫生问题，饮食不均衡、吸烟饮酒、缺乏运动等不良生活方式发生率高。此外，职业人群还面临特殊的职业病危害因素、不良工效学导致的肌肉骨骼损伤和职业紧张等社会心理因素的威胁。

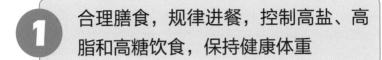

1 合理膳食，规律进餐，控制高盐、高脂和高糖饮食，保持健康体重

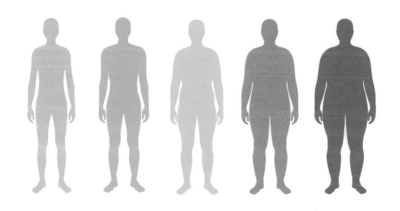

<18.5	18.5～<24.0	24.0～<28.0	≥28.0
消瘦	正常	超重	肥胖

注：根据 WS/T 428—2013《成人体重判定》，体质指数（BMI）<18.5 kg/m² 为体重过低，18.5 kg/m² ≤BMI<24.0 kg/m² 为体重正常，24.0 kg/m² ≤BMI< 28.0 kg/m² 为超重，BMI≥28.0 kg/m² 为肥胖。

科学依据

某些特殊工种可能会影响就餐规律，增加胃和十二指肠的患病风险。高盐、高糖、高脂等不健康饮食是引起肥胖、心脑血管疾病、糖尿病及其他代谢性疾病和肿瘤的危险因素。健康体重是身心健康的基础。超重、肥胖都是慢性病的重要危险因素。

健康行为

（1）坚持食物多样、合理搭配的平衡膳食模式，不暴饮暴食、不偏食挑食、不过度节食。

（2）合理安排一日三餐，定时定量，不漏餐，每天吃早餐。因工作无法按时就餐时，应及时适量补充零食。

（3）工作场所存在铅等有毒有害物质时，不在车间进食、喝水，不得穿工作服进入食堂、宿舍和其他场所，饭前用肥皂洗手，下班前淋浴更衣。

（4）保持能量摄入和消耗平衡，科学控制体重，预防超重和肥胖。不盲目过度减重，避免不吃晚饭、不吃主食等不科学减重方式。

（5）预防中心性肥胖，控制体重和腰围增长，建议男性腰围不超 85 cm，女性腰围不超 80 cm。

（6）培养清淡饮食习惯，少吃高盐和油炸食品。成年人每天摄入食盐不超过 5 g，烹调油 25～30 g。积极支持单位食堂控制高盐、高脂和高糖饮食，多吃营养餐。

2 主动锻炼，坚持做工间操，及时舒缓肌肉紧张，关注颈腰椎和关节健康

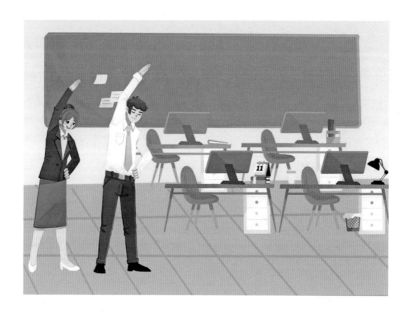

科学依据

　　长期或者重复用一种姿势作业，容易导致肌肉骨骼疾患。工间操锻炼涉及身体各个部分，使人体的上肢、下肢和躯干得到均衡运动，可以降低肌肉骨骼劳

损风险，集健身和休息于一体，舒缓神经紧张，愉悦身心，促进心理健康。工间操对场地要求更低，基本属于"原地运动"，便于推广。

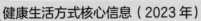 **健康行为**

（1）定期进行身体活动。每周进行至少150～300分钟的中等强度有氧运动，或75～150分钟的较高强度有氧运动，或者两种强度的身体活动的等效组合。每周进行至少2天的中等或较高强度的肌肉力量训练，包括所有大肌肉群。

（2）长期或者重复用一种姿势做工的劳动者（比如：制衣厂的缝纫工、流水线上的装配工、产品检验工、视屏作业），应坚持上下午各抽出十分钟做工间操。

（3）正确的坐姿要求是"坐如钟"，即坐态要像钟一样端正。时时保持颈、胸、腰挺直，避免耸肩、弓背，确保手臂、腰部有扶托，双脚着地。即便是"坐"对了，也不要久坐。

（4）以任何强度（包括轻度）的运动替代久坐均对健康有益。长时间伏案低头工作或长期前倾坐姿的职业人群，应注意通过伸展活动等方式缓解肌肉紧张，避免颈椎病、肩周炎和腰背痛的发生。

（5）以站姿作业为主的职业人群，站立时两腿可重心交替使用，防止静脉曲张，也可通过适当走动等方式保持腰部、膝盖放松，促进血液循环。

（6）异常姿势作业须采取减少工作时间、调整工作内容等方式，降低肌肉骨骼系统疾患发生风险。

（7）驾驶员等长时间固定体位作业职业人群，应合理安排作业时间，将座位调整至适当位置，确保腰椎受力适度，并注意减少震动，避免颈椎病、肩周炎、骨质增生、坐骨神经痛等疾病的发生。

3 根据自身作业方式、工作环境和工作性质，及时调整饮食、改善运动

科学依据

在职业活动中不同作业方式、工作环境和工作性质，可能接触到不同的化学、物理、生物因素等职业性有害因素，以及工效学和社会心理因素，在生理、心理和代谢方面就可能发生不同程度的损害，甚至导

致病理性改变或疾病。而适宜的营养与膳食可增强机体对特殊环境的适应能力和对有害物质的抵抗力。

工作中应避免久坐、久站及异常姿势作业。久坐行为会增加全因死亡风险，增加缺血性心脏病、糖尿病、慢性阻塞性肺疾病等疾病发生风险；久站行为会导致肌肉疲劳、静脉曲张等病症；不良姿势作业，会导致相应部位肌肉骨骼负荷加重，进而引起肌肉反应能力降低、长期肌肉骨骼损伤等身体伤害。

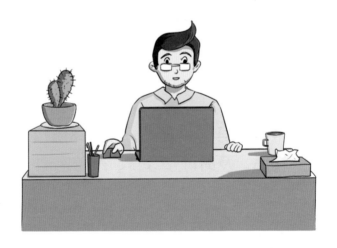

健康行为

（1）高温作业人员，在一般人群平衡膳食指导原则基础上，作业工间须合理补充水分，少量多次饮用；增加蔬菜、水果的摄入，以补充汗液中丢失维生素和矿物质；增加优质蛋白质和能量的摄入，以补充高温作业消耗。

（2）进入高原环境下作业，可食用含有红景天等成分的营养补剂预防高原反应，当出现高原反应时，应及时就医。高原作业者能量供给应在非高原作业基础上增加10%，且以增加碳水化合物摄入量为主。增加维生素摄入量可提高机体对低氧环境的耐受力。

（3）接触铅、汞、锡等有害物质的劳动者，应多食富含甲硫氨酸的食物，如黄豆、黑豆、青豆、鸡蛋、鸭蛋、鱼肉、猪肉、牛肉、大蒜、番茄、洋葱和酸奶等。

（4）苯作业人员，应增加摄入富含优质蛋白质、碳水化合物，铁、维生素C的食物。

（5）电离辐射作业人员注意选择富含抗氧化营养素的果蔬食物，保证足量的维生素C、维生素E、维生素A、维生素B和β-胡萝卜素的摄入。

（6）劳动者应根据不同作业方式、工作环境和工作性质，合理安排运动方式和运动量，选择适宜的身体活动，如踮脚尖、单抬腿、勾脚背、旋转双脚等下肢运动以及腰腹、上肢运动。

（7）劳动者在作业期间应注意间歇性休息，减少憋尿，避免疲劳作业。

4 定期参加职业健康检查，接受职业健康教育与培训，提高职业安全与防护能力

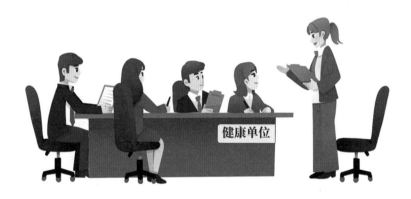

健康单位

科学依据

　　职业健康检查是指医疗卫生机构按照国家有关规定，对从事接触职业病危害因素作业的劳动者进行的上岗前、在岗期间、离岗时的健康检查，可及时筛查职业病、疑似职业病及职业禁忌。劳动者应积极参加职业健康教育与培训，提高职业安全与防护能力，减轻职业病危害因素对健康的损害。

健康行为

（1）从事接触职业病危害因素作业的劳动者，应进行上岗前、在岗期间、离岗时职业健康检查。不能用普通体检代替职业健康检查。

（2）需要复查和医学观察的，应当按照体检机构要求的时间，积极进行复查和医学观察；凡经职业健康检查确定为职业禁忌证的，应配合用人单位调换岗位；怀疑为职业病的，应到职业病诊断机构进行诊断。

（3）劳动者有权查阅、复印本人职业健康监护档案。劳动者离开用人单位时，有权索取本人健康监护档案复印件。

（4）劳动者上岗前应接受职业健康培训，上岗前培训不得少于8学时，之后每年接受一次在岗培训，在岗培训不得少于4学时。

（5）劳动者需要通过参加用人单位组织的各种培训、学习，包括合同告知、公告栏、岗前和岗中培训等，知晓与本岗位相关的职业病防治法律、法规、规章和制度等的管理要求，了解工作场所存在的职业病危害因素，掌握职业病危害防护知识、本岗位操作规程、个人防护用品的正确佩戴和使用方法等。

（6）正确选用和规范佩戴合格的个人防护用品，并与环境及作业状况、存在的危害因素和危害程度相适应。注意保养和维护个体防护用品，及时更换。不能用医用口罩或纱布口罩代替防尘口罩。

（7）积极参与健康企业建设，争做"职业健康达人"。

 保持心情舒畅，积极社交，主动调节工作、生活压力或寻求专业帮助

 科学依据

心理健康是健康的重要组成部分，身心健康密切关联、相互影响。良好心情、情绪可以提升机体免疫力，促进身体健康，提高记忆力和工作效率。工作压力是双向的，适度的工作压力可以促进工作和自我发展，持续存在的工作压力会损害身心健康。人是社会性的动物，与他人进行有意义的交往是人类社会生活的前提。对于任何人来说，正常的社会交往和良好的人际关系都是其心理健康和幸福感的必要前提。

🦋 健康行为

（1）建立良好的人际关系，积极融入新环境，多

与邻友交往，积极寻求人际支持，适当倾诉与求助，营造相互理解、相互信任、相互支持、相互关爱的家庭氛围和社会关系。

（2）保持健康的生活方式，积极参加社会活动，培养健康的兴趣爱好。

（3）加强时间管理，提高工作效率，学习新技术，提高工作能力，平衡工作与家庭之间的关系。

（4）及时疏导不良情绪，学会自我调适，采取锻炼身体、调整睡眠、冥想等积极的方式缓解工作压力；不采用不健康的减压方式，如吸烟、饮酒、暴饮暴食、过度购物、沉迷游戏等；正确认识抑郁、焦虑等常见情绪问题；出现心理行为问题，自我调节无效的情况下应积极寻求家人、朋友的帮助，必要时通过专业机构进行心理咨询或就医治疗。

（5）合理使用社交媒体，做到尽量不耽误学习、工作时间；提高媒介素养，不传播谣言，不网络暴力他人，不侵犯他人隐私；警惕网络诈骗陷阱，谨慎下载各类社交媒体，关闭授权个人隐私的应用程序，防止钓鱼软件；积极学习个人信息保护法等法律规定。

（6）预防和制止工作场所暴力、歧视和性骚扰。

6 不吸烟／早戒烟，不酗酒，工作期间禁止饮酒，关注口腔健康

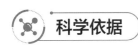 科学依据

吸烟有害健康，越早戒烟越好。职业人群吸烟、过量饮酒可能与职业病危害因素形成协同作用，加重健康损害，同时还有可能带来安全生产隐患。常见口腔问题包括：口腔颌面部慢性疼痛、口咽癌、口腔溃疡、先天性缺陷如唇腭裂、牙周牙龈疾病、龋齿、牙齿丧失以及影响口腔的其他疾病和功能紊乱。口腔健康不只是局部的问题，它与全身健康密切相关，职业人群同样需要关注口腔健康，口腔疾病不仅影响口腔的生理功能，同时也对全身健康产生不同程度的影响，甚至成为一些全身疾病的危险因素。

健康行为

（1）摒弃不健康的烟酒文化，丰富业余生活，做

到戒烟限酒。

（2）从事存在易燃易爆等安全隐患的工作的劳动者，工作期间严禁吸烟。

（3）从事驾驶、高空作业等工作的劳动者，禁止饮酒。

（4）工作中接触对心血管系统、消化系统或泌尿系统有损害的职业病危害因素，如一氧化碳、铅、汞等的劳动者，应禁酒。

（5）必要时寻求专业机构帮助，在专业人员指导下戒烟、戒酒。

（6）养成良好口腔卫生习惯，饭后漱口，早晚刷牙，使用牙线或牙缝刷清洁牙齿。

（7）定期进行口腔检查，每年至少洁牙（洗牙）一次，及时治疗口腔疾病。必要时到专业机构矫正牙齿。

 规律作息，充足睡眠，合理安排生活时间

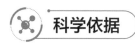 科学依据

睡眠是机体复原整合和巩固记忆的重要环节，人

的一生有三分之一的时间在睡眠中度过，良好的睡眠是身心健康不可或缺的组成部分。长期睡眠不足会升高个体患心脑血管疾病、抑郁症、糖尿病和肥胖的风险，损害认知功能、记忆力和免疫系统。过度延长工作时间不仅会降低员工生产效率，而且危害职业人群身心健康，破坏工作与家庭生活平衡，甚至易导致疲劳蓄积引发"过劳死"，每周工作55小时及以上会增加脑卒中和缺血性心脏病的发病风险。应合理安排工作、生活时间。

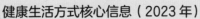 健康行为

（1）每天保证充足的睡眠时间，成人每日平均睡眠时间为7～8小时，下夜班后要补足睡眠时间。

（2）工作、学习、娱乐、休息都要按作息规律进行，合理分配工作与休息时间，注意起居有常。

（3）不熬夜看电视、使用电子设备玩游戏和上网等。

（4）适当午休，恢复精力，提高工作效率。

（5）了解睡眠不足和睡眠问题带来的不良心理影响，出现睡眠不足及时设法弥补，出现睡眠问题及时就医，要在专业指导下用科学的方法改善睡眠，服用

助眠药物须遵医嘱。

（6）生产场所不得住人，不能在存在有毒有害物质的车间午休。

（7）与家人、同事、朋友建立良好沟通，增进相互理解，当工作时间、加班或轮班等因素导致工作与家庭间的冲突时，及时向可信赖的家人、同事、朋友或有关专业人员寻求帮助。

六、老年人

　　衰老是生命过程中整个机体的形态、结构和生理功能逐渐衰退的现象的总称。随着衰老进展，老年人社会和家庭角色变化，生理功能减退，记忆力衰退，生活方式亦发生明显改变，高血压、糖尿病等慢性病高发，易出现神经退行性变化，且多病共存。合理膳食、适量运动等健康生活方式，是保证老年人健康的基石，晚年时期保持健康生活方式仍可降低死亡风险、增加期望寿命。每一位老年人都是"自己健康的第一责任人"，应主动改善生活方式和合理调整饮食结构，根据自身的身体状况和医生的建议来选择适合自己的方式，保持身心健康。

饮食多样，选择适合自己的食物，合理烹调，口味清淡，保证优质蛋白摄入，鼓励陪伴就餐

 科学依据

营养素是老年人健康的物质基础，与中年和青年时期相比，老年人除了能量的需要量降低外，对大多数营养素的需求并没有降低；对钙、维生素 D 等微量营养素的需要量反而增加。但老年人各个器官功能衰退，导致咀嚼、吞咽、消化、吸收和利用能力的下降，易出现营养缺乏。老年人的膳食应能够提供全面营养，帮助维持身体各系统的正常功能，维护身体健康，维持活动能力。合理烹调和口味清淡有助于提高食物的口感和可口性，刺激食欲，促进消化吸收，提高老年人的生活满意度，促进心理健康，减轻抑郁和焦虑。丰富多样的食物选择、愉悦的就餐环境及陪伴就餐能够增加老年人的食欲，提高进食的愉悦感，提高社交互动，减轻孤独感，增进家庭成员、朋友之间的感情。

健康行为

（1）食物多样，种类齐全。每日食物品种应包含粮谷类、杂豆类及薯类，动物性食物，蔬菜、水果，奶类及奶制品，以及坚果类等；谷类为主，粗细搭配；每天摄入优质蛋白质与奶类、豆制品；多吃蔬菜、水果和薯类；常吃适量的鱼、禽、蛋和瘦肉；增加益生菌的摄入，维持肠道菌群微生态平衡。

（2）规律就餐，定时定量，保证摄入充足的食物。老年人可适当在正餐之间加餐，以坚果、水果、牛奶作为零食，睡前一小时内不应用餐。老年人应保持饮食清淡，烹调时尽量采用炖、煮、蒸、烩、焖等方法，减少烹调油和食盐用量。不饮酒，主动饮水，保持少量多次的饮水方式，定时饮水，不在口渴时才饮水，夏季和运动前后尤其要多喝水。

（3）选择细软、易消化吸收的食物。多选择鱼肉，食物切小切碎，或将食物榨汁、煮软食用，尽量选择新鲜、较嫩的蔬菜，切成小块或制成馅。进食中要细嚼慢咽，少量多餐，少吃汤泡饭。食量小的老年人餐前和餐时少喝汤水。

（4）合理选择高钙食物，适量增加富含膳食纤维的食物，可以在医生指导下，选择合适的补充剂、营养强化食品，如强化维生素 D 的奶粉、强化钙的麦片等。

（5）鼓励陪伴进餐。老年人应在温馨环境中用餐，愉悦用餐，与家人一起进餐。独居的老年人可以去社区老年食堂、助餐点等用餐。鼓励老年人在力所能及的情况下积极参与食物的准备。

动则有益，保持适宜运动，增加户外活动

科学依据

身体活动可以改善心肺功能，促进心血管健康，增加能量消耗，减少脂肪堆积，维持体重健康，改善代谢功能，增强免疫力。身体活动可以促进体内多巴胺分泌，缓解压力，减少抑郁，减缓认知衰退，改善睡眠。身体活动有助于防止老年人跌倒，避免老年人发生与跌倒相关的损伤，同时预防骨骼健康状况和肌肉功能的下降，预防骨折和骨质疏松。身体活动还可以促进社会交往，增加社会支持，提高生活质量。此外，老年人运动应量力而为、适可而止，避免不当运动或过量运动对身体健康造成不良影响。

健康行为

（1）在身体情况允许的范围内尽可能地进行身体活动，并根据健康水平来调整身体活动水平，以活动中机体轻度呼吸急促、周身微热、微汗或中等强度出汗为宜，如果"面不改色，心不跳"，则代表需要适度增加运动强度；而出现明显心慌、气短、满头大汗或浑身湿透等，为运动强度过大。

（2）坚持运动，动静兼修，动静适宜。在耐力运动之余，老年人有必要加强肌肉力量练习、平衡性练习等。积极参与家务，在运动形式方面，推荐根据个人的兴趣、技能及环境条件，选择快步走、太极拳、游泳、乒乓球、健身舞、健身操、慢跑、瑜伽等；在力量练习方面，可以选择墙壁俯卧撑，仰卧卷腹、站姿提踵、半蹲等，也可以坐在椅子上抬起双臂至肩部高度保持几秒钟，然后缓慢放下，或者扶着椅背等进行单腿站立、掂脚尖、或后踢腿、高抬腿、侧抬腿，或利用弹力带进行单臂推举、双臂前推、双臂下拉；在平衡性练习方面可选择坐位身体前后／左右移动、一字站立、屈膝单腿站立、直膝单腿站立。对于身体强壮的人，可选择运动量大的锻炼项目，如广场舞、长跑、打篮球、爬山等。

（3）循序渐进，规律运动。身体状态良好、有锻炼习惯、无慢性病的老年人，建议逐步达到每周至少5天的规律运动，每次时间不少于10分钟，每周达到150分钟运动量。计划好每次运动的时间、节奏、内容，达到每周推荐活动量。

（4）多进行户外运动。老年人进行户外运动不但能够避免久坐，而且可以接触社会，有助于改善大脑功能，有助于维持健康运动行为，降低慢性病风险。

3 保持健康体重，减少骨量丢失，增加肌肉力量，提高平衡能力，延缓功能衰退

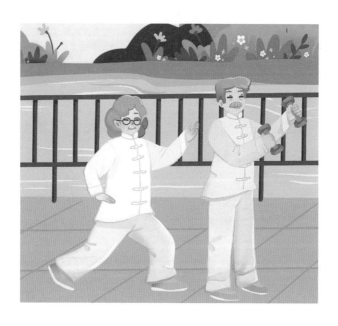

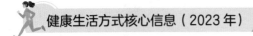

 科学依据

随着年龄的增长，老年人整体代谢水平下降，每天所需要的能量也减少，骨密度的丧失，肌肉质量和力量的减少，都会影响老年人活动能力。老年人的体重过低或过高都对健康有危害，老年人体质指数（BMI）维持在 20.0～26.9 kg/m² 较为适宜。健康体重有助于维持心血管、代谢和免疫系统的正常功能，降低患慢性病的风险，减缓骨量丢失，延缓身体功能的衰退，提高整体身体健康水平，保持更好的生活独立性。通过合适的力量训练，不仅可以增加肌肉力量，提高运动能力，提高平衡能力，还可以减少跌倒和骨折的风险。健康的体重管理，可以减轻抑郁和焦虑，提高心理幸福感，提高生活质量。在老年阶段，保持健康体重、增强肌肉力量和平衡能力，不仅有助于预防多种健康问题，还能够提高生活质量，使老年生活更加积极、独立、健康。

健康行为

（1）"管住嘴"：控制摄入总量，适量减少碳水化合物和脂肪摄入，但应保证蛋白质充足，增加富含膳食纤维、矿物质、维生素的食物的摄入。多选用新鲜蔬果、低脂奶制品或无糖酸奶，选择脂肪少的禽肉和海产品，适量吃些坚果。少吃含糖、能量、脂肪高的食物。体重过低的老年人在两餐之间加餐来增加食物的摄入量；日常膳食应该多样化，选择富含能量和优质蛋白质的零食，如酸奶、奶酪、坚果等。多晒太阳，多摄入钙元素，乳制品、豆制品和海鲜等，促进人体对钙质的吸收，要注意补钙，预防骨质疏松。

（2）"迈开腿"：在运动方面，根据自己健康状况和活动能力，尽量做些适合自己的户外活动，减少久坐与卧床。运动时要注意量力而行，循序渐进，可选择散步、太极拳等动作缓慢且柔合的运动方式和类型。在运动过程中，需要特别注意安全，不做剧烈运动，并注意防止出现碰伤、跌倒等情况。如果老年人体重过低，也要及时调整，应该采取科学、健康且有效的方式进行增重。

（3）老年人可以利用自身重量，联合力量训练器械（如哑铃、杠铃、弹力带、弹力绳等）进行力量训练。选择单腿站立、眼动追踪、头眼追踪、时钟练习、同侧抬起、平衡棒等适合自身情况的运动形式，进行平衡功能训练，减少跌倒意外的发生。

4 适应增龄性改变，老有所学、老有所为、老有所乐，维护家庭和谐，主动融入社会

 科学依据

随着年龄增长，人体出现机体功能下降、免疫功能降低现象。但是老年人应主动适应增龄性改变：通过采纳健康生活方式主动融入社会，分享自己的经验和智慧，感受社会认同，减轻社会孤立感，积极应对衰老过程的同时，也增加了自尊心和自信心；通过老有所学拓宽视野，保持大脑的活跃性；通过老有所为来维持活跃生活、提高社会参与感；通过进一步培养兴趣爱好，维护心理健康，增加社交互动，实现老有所乐，整体提高老年人生活质量与幸福感。

健康行为

（1）正确认识和看待机体衰老现象，通过看、听、

嗅、摸等方法观察身体的健康状况，了解体温、脉搏、呼吸的等生命体征变化，早期发现和规范治疗疾病，接受健康服务。

（2）享受退休生活状态，增添写字作画、锻炼身体、种花养鸟等新的生活内容，广交朋友，与旧友保持联系的同时，积极主动地建立新的人际网络。积极参与身体活动、智力活动及社会活动。

（3）老年期，也是人生有作为、有进步、有快乐重要阶段；根据个人习惯和偏好，利用好社会"智慧助老"服务，跨越"数字鸿沟"；主动参与社会公益活动，发挥自身优势，为社会做出力所能及的贡献。

 戒烟限酒，维持口腔健康和视听功能

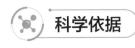 **科学依据**

吸烟可以导致呼吸系统疾病、心脑血管疾病、癌症等，在老年人身上更容易引发基础疾病的恶化，戒烟有助于降低疾病发生风险。饮酒则会对消化道、肝

脏、心血管系统等器官产生损害，也容易对基础疾病产生负面影响。

口腔功能与营养物质吸收密切相关，定期口腔护理和控制糖分摄入可以有效预防龋齿和牙周疾病，维护咀嚼功能，促进老年人更全面摄入营养物质。随着年龄的增长、身体机能的下降，老年人的角膜、晶状体、玻璃体等屈光度的下降和瞳孔缩小，使进入眼内的光线量减少。老年人辨别颜色的能力相对于年轻人约下降33%，对暖色调的辨识能力要高于冷色调。老年人对声音的灵敏度会逐渐丧失，部分老年人因听觉受损或自身限制，对声音输入和输出都存在困难。即便是一些过往熟悉的声音，如至亲的声音，也会开始变得难以识别。而口腔和视听功能降低，会导致老年人身体整体机能下降，引发健康隐患，大大影响老年人生活质量。

健康行为

（1）寻找戒烟戒酒专业支持：与医生沟通，获得专业的建议和支持，也可以与家人和朋友谈论自己的计划，获得他们的支持。

（2）逐步戒除烟酒：了解自己的烟酒成瘾程度，以便选择适当的戒烟戒酒方案。通过逐步减少烟酒的摄入量来达到戒烟戒酒的目标，不宜突然停止。

（3）寻找戒烟戒酒的替代品：选择替代品如口香糖或茶，帮助减少对烟酒的依赖。定期进行口腔护理，及时修复口腔问题，尽量维持咀嚼功能。通过佩戴眼镜，避免长时间盯着电子屏幕，保持良好的用眼习惯；佩戴助听器，避免长时间暴露在高音量环境中，尽可能维持这些基本功能。

（4）维持健康的生活方式：老年人应该定期锻炼、保持健康的饮食习惯、定期检查自己的健康状况，主动预防龋齿和牙周疾病，保护听觉、视觉。

（5）老年人在戒烟戒酒之前，建议进行详细的身体检查，以确保身体能够承受戒烟戒酒所带来的影响。

6 定期体检，不讳疾忌医、不过度就医，不盲从保健宣传，严格遵医嘱用药

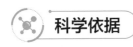

科学依据

老年人可通过定期常规检查、专项体检项目准确了解自己的身体状况，理性判断保健信息。当某项指

标略超出正常值时，应先从生活方式上注意改善；疾病越早发现，越早期治疗，痊愈概率更高，花费更少。定期体检是早发现的关键，可及时识别健康隐患，避免疾病进展，提高治疗效果。另一方面，定期体检便于根据检查结果采取应对措施，根据个体的健康状况和风险因素进行调整，选择适宜方法，合理利用医疗资源，避免盲目跟风，防止药物滥用和不良反应的发生。

健康行为

（1）制定体检计划，每年或按医嘱去正规机构进行全面体检，体检前，按照要求做好准备工作，认真对待体检结果和医生建议，及时处理发现的问题。

（2）正视自身健康问题，身体不适时不隐瞒拖延，及时告知家人，及时就医，以积极心态配合医生治疗。不自行判断病情用偏方，以免延误病情。

（3）理性看待身体变化，轻微症状可先观察，合理利用医疗资源，避免重复检查和过度治疗，对医生诊断有疑可多咨询但不盲目四处求医。

（4）警惕保健宣传，不要轻易相信夸大其词的功效宣传，正规渠道买保健品，并查看产品的批准文号、成分说明等信息。

（5）严格遵医嘱用药，按时服药，记录用药情况和身体反应，不自行增减药量或更换药物，复诊时向医生如实反馈，有不良反应及时告知医生。

7 规律作息，充足睡眠，适当午休

科学依据

规律的作息有助于保持生物钟的稳定性，使身体更好地适应日夜变化，提高入睡和醒来的效率。促进身体各器官和系统的恢复和修复，保持生理功能的平衡。增强免疫系统功能，降低患心血管疾病、糖尿病等慢性病的风险，减轻焦虑、抑郁等心理问题，提高认知功能，改善注意力、记忆力和学习能力。有助于维持合适的体重，预防肥胖，降低患相关疾病的风险。减轻慢性疲劳，有助于延缓身体的衰老过程，促进社交活动，改善生活满意度，提高老年人的生活质量。改善老年人的生活满意度，使其更愉悦地面对日常生活。午休过长，则容易破坏规律生活习惯，影响晚间睡眠，因此不建议午休时间过长。

健康行为

（1）老年人要规范自己的作息，养成良好的睡眠习惯。夜间无论何时入睡，早晨都应按时起床，同时尽可能保持安全、舒适、安静及温度适宜的睡眠环境。坦然接受睡眠时间相应缩短的事实，不必过分纠结于"标准"，只要第二天精神饱满、体力良好、记忆力好，就不必给自己施加太多压力，这是提升睡眠质量的重要一环。

（2）注意睡眠卫生。告诫自己"床只能用于休息"，尽量不要在床上看手机、吃饭、吸烟。睡前不宜过度饱餐、运动、思虑、受凉，不喝茶和咖啡。卧室最好别放钟表，以免"嘀嗒"声引发焦虑情绪，起夜后尽量别看时间，否则可能更难入睡。

（3）合理安排退休生活。保持平常心，做到"拿得起、放得下、吃得香、睡得着、想得开"。确因睡眠时间不足或早醒导致第二天萎靡不振、头昏脑涨，或存在抑郁焦虑情绪，应尽快到精神心理专科就诊，采取一定的药物和心理治疗，以免因睡眠问题引发躯体疾病。

（4）积极治疗躯体疾病。缓解影响睡眠的喘憋、呼吸困难、心慌、胸闷，以及各种疼痛症状。有睡眠问题的老人尽可能避免日间小睡和午睡，建议睡觉前两小时适量运动，如散步或慢跑等。入睡前，淋浴、按摩、静坐可松弛肌肉和神经，让睡眠变成一件轻松、愉悦的事情。不宜在睡前喝咖啡、茶、酒，不吃零食，不吸烟。入睡前半个小时适量饮用温牛奶，有利于入睡。由于味蕾退化、活动量减少、牙口不好，很多老年人会出现食欲不振、进食量少等问题。科学合理的饮食对于提高老年人睡眠质量也有很大帮助。